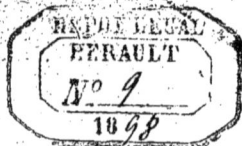

DE

L'IRIDECTOMIE · D'EMBLÉE

DANS LE TRAITEMENT

DES ULCÈRES A HYPOPYON

PAR

Le Docteur A. CLEMENTI

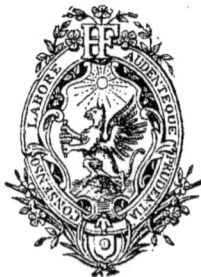

MONTPELLIER

IMPRIMERIE CENTRALE DU MIDI

(HAMELIN FRÈRES)

—

1898

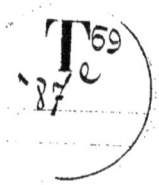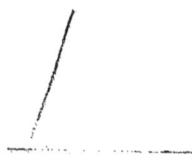

DE

L'IRIDECTOMIE D'EMBLÉE

DANS LE TRAITEMENT

DES ULCÈRES A HYPOPYON

PERSONNEL DE LA FACULTÉ

MM. VIALLETON............. DOYEN
GILIS................. ASSESSEUR

PROFESSEURS

Hygiène.................................	MM. BERTIN-SANS.
Id. RAUZIER (Ch. du c.)	
Clinique médicale............................	GRASSET (❋).
Clinique chirurgicale...........................	TEDENAT.
Clinique obstétricale et gynécologie	GRYNFELTT.
Thérapeutique et matière médicale..............	HAMELIN (❋).
Clinique médicale.............................	CARRIEU.
Clinique des maladies mentales et nerveuses.......	MAIRET (❋).
Physique médicale............................	IMBERT.
Botanique et histoire naturelle médicale	GRANEL.
Clinique chirurgicale..........................	FORGUE.
Clinique ophtalmologique......................	TRUC.
Chimie médicale et pharmacie..................	VILLE.
Physiologie..................................	HEDON.
Histologie...................................	VIALLETON.
Pathologie interne............................	DUCAMP.
Anatomie	GILIS.
Opérations et appareils........................	ESTOR.
Microbiologie................................	RODET.
Médecine légale et toxicologie	N...
Id. SARDA (Ch. du c.)	
Anatomie pathologique........................	N...
Id. BOSC (Ch. du c.)	

PROFESSEURS HONORAIRES : MM. JAUMES, DUBRUEIL (❋), PAULET (O ❋).

CHARGÉS DE COURS COMPLÉMENTAIRES

Clinique annexe des maladies des enfants.	MM. BAUMEL, agrégé.
Accouchements	VALLOIS, agrégé.
Clinique ann. des mal. syphil. et cutanées..	BROUSSE, agrégé.
Clinique annexe des maladies des vieillards.	ESPAGNE, agrégé libre.
Pathologie externe.....................	LAPEYRE, agrégé.

AGRÉGÉS EN EXERCICE :

MM. BAUMEL	MM. LAPEYRE	MM. VALLOIS
BROUSSE	MOITESSIER	MOURET
SARDA	BOSC	DELEZENNE
LECERCLE	DE ROUVILLE	GALAVIELLE
RAUZIER	PUECH	

MM. H. GOT, secrétaire.
F.-J. BLAISE, secrétaire honoraire.

EXAMINATEURS	MM. TRUC, président.
	ESTOR.
DE LA THÈSE :	LAPEYRE.
	DE ROUVILLE.

DE

L'IRIDECTOMIE D'EMBLÉE

DANS LE TRAITEMENT

DES ULCÈRES A HYPOPYON

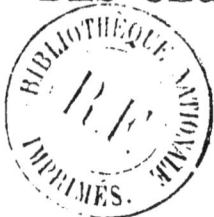

PAR

Le Docteur A. CLEMENTI

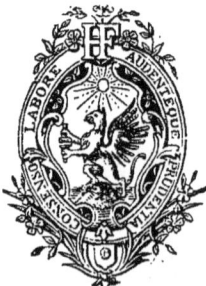

MONTPELLIER

IMPRIMERIE CENTRALE DU MIDI

(HAMELIN FRÈRES)

—

1898

A LA MÉMOIRE DE MA MÈRE

ET DE MON ONCLE JACQUES

A MON PÈRE

A MA FEMME ET A MON FILS MARCEL

A MA SŒUR

A MES FRÈRES

Témoignage de vive affection.

A. CLEMENTI.

A LA MÉMOIRE DE MA BELLE-MÈRE

A MON BEAU-PÈRE SÉBASTIEN PERETTI

A TOUS MES PARENTS

A MES AMIS

A. CLEMENTI.

MONSIEUR LE PROFESSEUR TRUC

A. CLEMENTI.

INTRODUCTION

Pendant notre séjour à la clinique ophtalmologique, nous avons vu M. le professeur Truc traiter bon nombre d'ulcères à hypopyon par l'iridectomie d'emblée, c'est-à-dire effectuée pendant la période inflammatoire.

Il nous a paru intéressant d'étudier spécialement ce mode de traitement, dont nous avons pu constater les bons effets et apprécier les résultats brillants, bien que cette opération soit en général peu employée par les auteurs.

Notre thèse se divise en deux grandes parties : la première partie est consacrée aux traitements médicaux ou chirurgicaux employés par les auteurs.

La seconde partie contient le traitement par l'iridectomie tel que nous l'avons vu appliquer dans le service de M. le professeur Truc.

Enfin, dans nos conclusions, d'après les observations que nous citons, nous essaierons de dégager les indications et les avantages de ce traitement.

C'est à M. le professeur Truc que nous devons l'idée première et le sens général de ce travail. Nous lui adressons ici toute notre gratitude pour son enseignement et sa bienveillance.

Nous ne saurions non plus oublier M. le docteur Alezais, professeur à l'Ecole de médecine de Marseille, M. le docteur Hérail, professeur à l'Ecole d'Alger, qui nous ont toujours aidés de leurs bons conseils.

Que M. le professeur Estor reçoive ici l'expression de notre particulière reconnaissance.

Enfin, c'est pour nous un devoir bien doux de remercier ici tous ceux qui, aux heures difficiles, nous ont soutenu de leur affection et de leur dévouement désintéressés. Nous avons contracté envers eux et en particulier envers M. le docteur L. Bonnaud et M. Monnier, pharmacien à Philippeville, une dette d'éternelle reconnaissance.

En terminant, nous tenons aussi à remercier tout particulièrement notre ami M. Leprince, aide de clinique ophtalmologique, dont les bons conseils nous ont été toujours d'une grande utilité.

DE

L'IRIDECTOMIE D'EMBLÉE

DANS LE TRAITEMENT

DES ULCÈRES A HYPOPYON

CHAPITRE I

Pendant longtemps on considéra les abcès de la cornée, l'ulcère à hypopyon, la kératite interstitielle parenchymateuse, l'ulcère serpigineux, comme des phases ou des complications d'une même affection, la kératite suppurative.

Cette confusion présente des inconvénients très grands; aussi pensons-nous avec de Græfe, Pagenslecher, Needer, de Urechke et la plupart des ophtalmologues que l'on doit diviser les ulcères de la cornée en plusieurs variétés : l'étiologie, la marche, la symptomatologie, le traitement qui leur convient diffèrent essentiellement d'une forme à l'autre.

Aussi avant d'étudier les traitements à proprement parler des divers genres d'ulcères, nous croyons utile de bien établir d'abord la pathogénie de ces affections qui nous éclairera sur la manière dont nous devons nous comporter suivant les différents cas.— Certaines kératites à hypopyon guérissent, en effet, sans traitement ou à l'aide d'un traitement léger ; d'autres, au contraire, l'ulcère rongeant par exemple, demandent une intervention médicale énergique et parfois même nécessitent une opération chirurgicale.

L'ulcère à hypopyon est caractérisé par la présence de pus dans la chambre antérieure.

Ses causes sont diverses et résultent, soit de *traumatismes* (branches d'arbres, éclats de pierre, brûlures de la cornée), de *phlyctènes*, de *pustules*, d'*états lacrymaux* ou d'*infection microbienne*.

Les ulcères à hypopyon reconnaissent, en effet, presque exclusivement, et c'est là un fait important à noter au point de vue du traitement, une altération des voies lacrymales. Une conjonctivite aiguë peut bien, dans certains cas, être le point de départ de l'ulcère à hypopyon, mais le plus souvent une dacryocystite chronique en est la seule cause.

Aussi est-ce en se basant sur cette conception que certains auteurs ont pu diviser les ulcères à hypopyon en deux classes au point de vue de leur gravité :

1° Ulcères lacrymaux infectieux ;

2° Ulcères à hypopyon survenant chez des individus indemnes du côté des voies lacrymales (Truc).

Enfin, au mauvais état des voies lacrymales vient le plus souvent s'ajouter l'infection microbienne. En effet Strohmeyer et Leber ont parfaitement montré que les ulcères à hypopyon sont de véritables ulcères infectieux dus à l'introduction de microorganismes sur un point érodé de la surface cornéenne.—A l'appui de cette théorie, ils ont montré que l'on pouvait réaliser expérimentalement cette affection, en déposant sur la cornée éraillée d'un animal les germes infectieux que l'on rencontrait dans le pus.

La maladie est donc de nature infectieuse et due à l'immigration des globules purulents ou des microbes venus du sac lacrymal (Conheim) et non à la dégénérescence de la cornée.

Toutefois, pour que ces éléments microbiens pénètrent dans la chambre antérieure, il faut qu'il y ait une solution de continuité de la surface cornéenne, une éraillure épithéliale causée le plus souvent par un traumatisme quelconque. En-fin l'infection sera encore accrue par un état général plus ou moins défectueux.

Au point de vue clinique, l'ulcère à hypopyon présente à considérer :

1° L'*ulcère* plus ou moins étendu, central ou périphérique, entouré d'une zone d'infiltration suppurative plus ou moins profonde.

2° L'*hypopyon* constitué par le pus plus ou moins abon-dant occupant toujours les parties déclives de la chambre an-térieure.

Ce *pus* est généralement membraneux : on peut le saisir avec la pince. Il est peu septique et quelquefois ne contient pas du tout de microbes.

Le pus peut aussi être liquide et septique, contenir des staphylocoques, des streptocoques et des diplocoques. Le pneumocoque y a même été observé (Settler).

Quant à son origine, elle est diverse.

Ce pus vient, en effet, soit de l'ulcère, soit de l'iris, soit du corps ciliaire.

3° L'*iritis* est, en l'espèce, à peu près constante, et les au-teurs sont à peu près d'accord pour admettre qu'elle produit en partie l'hypopyon.

Certains états oculaires, tels que les blépharites, les con-jonctivites, les états lacrymaux infectieux, l'état général plus ou moins altéré, peuvent assombrir parfois le pronostic.

La débilité constitutionnelle, le surmenage, les privations

de tout genre, sont autant de causes prédisposantes ou aggravantes des ulcères à hypopyon.

Magendie a provoqué des ulcères à hypopyon chez des animaux soumis à une diète prolongée. Valude a parfaitement montré l'influence de la scrofule et du lymphatisme sur les ulcères à hypopyon chez les enfants.

Les excès de travail ou de tout autre genre agissant comme débilitants sur l'organisme prédisposent aussi naturellement à l'infection ; aussi est-ce surtout pendant la période des moissons et des vendanges que l'on remarque le plus grand nombre d'affections de ce genre. Il y a, en effet, tout un ensemble de conditions qui produisent l'évolution de la maladie par moindre résistance des tissus aux éléments microbiens. En outre de ce surmenage, l'irritation solaire, la sueur, le frottage des yeux avec les mains ou des linges plus ou moins propres, déterminent vite une éraillure de l'épithélium cornéen, et, s'il existe un état lacrymal, une dacryocyste ancien, l'infection a toutes chances d'évoluer.

Aussi est-ce dans ces conditions favorables à l'éclosion de la maladie que l'on rencontre les ulcères les plus considérables et les plus graves.

La nature infectieuse de la maladie étant reconnue, quelles indications devra réaliser le traitement ? Il devra être tout d'abord antiseptique. Et cette antisepsie s'exercera non seulement sur l'œil, mais autour de l'œil ; elle sera donc : 1° *générale* ; 2° *périoculaire* ; 3° *paraoculaire*, et 4° *intraoculaire*.

1° GÉNÉRALE. — L'onguent napolitain, les antiseptiques à base de sels de mercure sont indiqués .

2° PÉRIOCULAIRE. — Les paupières seront tout d'abord nettoyées. On soignera la blépharite, la conjonctivite concomitante, et on assurera l'écoulement des larmes par le cathétérisme des voies lacrymales .

3° PARAOCULAIRE. — En agissant directement sur l'œil par le raclage et l'ignipuncture qui ont pour but de débarrasser l'ulcère des produits infectieux.

4° INTRAOCULAIRE. — En agissant alors sur l'hypopyon par les instillations de collyres antiseptiques, les injections sous-conjonctivales de sublimé ou de cyanure de mercure.

Les antiseptiques les plus divers ont été proposés sous les formes les plus multiples, soit en irrigations et lotions, pulvérisations, douches ou vapeurs.

C'est ainsi que l'on employa successivement l'*acide phénique*, délaissé ensuite comme trop caustique ; l'*acide borique*, adjuvant précieux, mais dont les propriétés antiseptiques ne sont pas considérables ; l'*iodoforme*, dont on constate chaque jour les bons effets.

Enfin, l'*eau oxygénée*, l eau *chlorurée*, le *biiodure de mercure*, le *sublimé* en solution au 1/1000° sont encore utilisés dans le traitement antiseptique et la désinfection oculaire.

Contre l'iritis, les mydriatiques ont d'abord été seuls employés.

A l'usage de l'atropine est venu s'ajouter depuis quelques années celui de l'ésérine, narcotique puissant, à qui l'on reconnaît des propriétés antiseptiques précieuses, peut-être dues à une action constrictive sur les vaisseaux de l'œil.

Les mydriatiques sont en général préférables quand il s'agit de détruire les adhérences irido-capsulaires, qui existent le plus souvent dans ces affections, mais il est des cas où l'atropine ne doit pas être utilisée, car elle augmente la tension, et chez les individus âgés ou chez les adultes dont les yeux sont déjà durs et prédisposés au glaucome, l'usage de l'ésérine et des myotiques est indiqué.

En l'espèce, c'est donc l'état de tension qui doit guider pour l'emploi des mydriatiques ou des myotiques.

MOYENS CHIRURGICAUX. — Ils comprennent :

1° Le *raclage*.

2° La *cautérisation ignée*.

3° La *paracentèse cornéenne*.

4° La *kératotomie transulcéreuse de Sœmish*.

5° L'*iridectomie*.

Le *raclage* doit être appliqué discrètement, comme dans le lupus : il a pour but d'enlever simplement les parties détruites. L'application de topiques divers (teinture d'iode) active ensuite la nutrition.

La *cautérisation ignée*, employée par Martinache, Gayet, Martin, puis délaissée, donne cependant de bons résultats ; mais elle doit être employée discrètement et se borner à détruire simplement les microbes.

Le fer rouge appliqué avec le crochet à strabisme, comme on le fait à la clinique ophtalmologique de Montpellier, a toujours donné des résultats excellents.

La *paracentèse cornéenne* est indiquée toutes les fois qu'il y aura trop de pus, ou quand l'ulcère est sur le point de se rompre, quand la tension est trop grande.

La *kératotomie transulcéreuse de Sœmish* doit être effectuée quand l'ulcère est profond, qu'une grande tension de l'œil peut faire redouter un éclatement de la cornée. Dans ces cas l'iris pourrait se projeter au devant de la plaie cornéenne, une luxation du cristallin pourrait survenir, parce que l'ouverture de la chambre antérieure s'est faite brusquement.

La kératotomie transulcéreuse obvie à ces inconvénients, en laissant s'écouler l'humeur aqueuse lentement, en diminuant la pression et en faisant évacuer le pus, enfin en réalisant une plaie cornéenne régulière et dont la cicatrisation sera rapide.

CHAPITRE II

D'après Chelius, le premier qui aurait eu l'idée d'introduire dans la science la pratique de l'iridectomie serait Woodhouse ; pour d'autres, ce serait Cheselden, chirurgien du XVIII⁰ siècle. Il est parfaitement établi aujourd'hui que c'est Cheselden qui, en 1725, pratiqua la première pupille artificielle sur un aveugle de naissance. Cette opération eut un succès énorme, et fut bientôt suivie par les ophtalmologistes.

Toutefois l'iridectomie employée de nos jours si souvent, et considérée comme répondant à des indications si diverses, n'a été mise en pratique que progressivement comme méthode curative dans un certain nombre d'affections oculaires. On ne l'appliquait au début que dans le cas l'on ne voulait créer artificiellement une nouvelle pupille, et le manuel opératoire avant d'arriver à l'état de perfectionnement où nous le voyons aujourd'hui a subi bien des modifications.

Avec de Græfe, une ère nouvelle apparaît. Jusqu'à lui, l'iridectomie est toujours pratiquée dans le but de livrer un passage aux rayons lumineux arrêtés soit par une opacification de la cornée, ou par une oblitération de la pupille.

Le premier, il a recours à l'iridectomie comme moyen antiphlogistique, et c'est à cette époque que naît l'idée d'appliquer ce traitement aux abcès de la cornée.

Espérant que l'iridectomie ferait cesser la tension de l'œil, amènerait la sortie ou la résorption des liquides accumulés

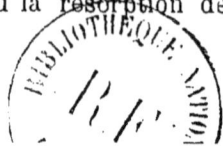

2

derrière cette membrane et déterminerait un écoulement de sang avantageux des vaisseaux de l'iris et de la choroïde, de Græfe fut conduit, en 1853-54, à expérimenter successivement l'iridectomie dans les choroïdes, les affections graves de la cornée avec ou sans maladie de l'iris, tels que les abcès centraux, larges et très étendus.

Le succès dépassa ses espérances.

De l'Allemagne, l'iridectomie se généralise en Angleterre, Critchett, Hulcke l'adoptèrent. Frœbelins l'introduisit en Russie, en Italie, Sperino, Quaglino, Mattioli firent ressortrir ses avantges.

Cette opération fut d'abord accueillie en France avec défiance, mais elle finit bientôt par se généraliser.

Desmarres, Sichel, Follin, l'adoptèrent et l'étudièrent successivement. De Græfe, frappé de voir la cicatrisation de la cornée et l'éclaircisement du trouble de cette membrane s'effectuer dans des conditions éminemment favorables après la création d'une pupille artificielle, se félicita vivement d'avoir employé la chorémorphose. Il fait remarquer tout d'abord que dans les cas où l'affection cornéenne n'occupe pas une grande étendue et où tout fait espérer une terminaison heureuse avec conservation de la pupille centrale, on n'aura pas lieu d'intervenir ; mais il n'en est pas de même si l'on a à craindre une destruction totale de la cornée, si on a affaire à ces vastes abcès à marche envahissante, si enfin on est amené à prévoir qu'une tache cicatricielle étendue viendra ultérieurement occuper le centre de la cornée.

De Græfe a traité les ulcères à hypopyon par l'évacuation du pus de la chambre antérieure dans des cas où la conservation de l'œil demeurait seule en cause, et il ne peut assez exprimer combien il a été heureux du résultat obtenu dans ces cas et des cas semblables.

Rob Carter (1) (de Shandt) dit avoir traité avec succès des ulcères traumatiques étendus ou non par l'iridectomie, à l'exclusion de tout autre moyen.

Yardin, passant en revue les indications de l'iridectomie, établit que les abcès de la cornée peuvent avoir trois terminaisons justifiant toutes les trois la création d'une pupille artificielle :

1° Les abcès de la cornée peuvent s'ouvrir au dehors et donner lieu à des ulcérations dont la cicatrice peut laisser un leucome central ;

2° Les abcès de la partie moyenne, qui sont arrêtés en arrière par la lame élastique et qui ne percent pas en avant, laissant derrière eux un dépôt considérable de matières solides constituant une opacité ;

3° Les abcès de la cornée qui percent la membrane élastique et se font jour aussi bien en dehors que dans la chambre antérieure ; ce sont ces abcès décrits sous le nom d'abcès en double bouton et le résultat inévitable est la hernie de l'iris et souvent un staphylome de l'iris et de la cornée.

Influence de l'iridectomie sur les abcès de la cornée. — Comment peut-on maintenant s'expliquer l'influence de l'iridectomie sur les abcès de la cornée ?

De Græfe se demande si c'est uniquement par la ponction de la chambre antérieure, et il arrive à conclure que la ponction n'est, dans la majorité des cas, pour rien dans les beaux résultats obtenus par l'iridectomie.

L'excision d'un morceau d'iris ne peut, pour lui, rester sans influence sur l'humeur aqueuse ; d'où un abaissement de la pression intraoculaire ; aussi cet auteur a-t-il trouvé parfois l'œil opéré d'une résistance moindre à la pression que l'œil sain, et cela des semaines entières après l'opération.

(1) *Medical Times and Gazette*, 1863, vol. I, p. 503, 504.

Cette diminution durable de la pression intraoculaire obtenue par l'iridectomie à laquelle il faut joindre, dans une certaine mesure, les effets de la paracentèse et des mydriatiques, explique quel retentissement favorable doit avoir cette opération sur les abcès cornéens qui s'accompagnent presque toujours d'une hyperthermie douloureuse.

Si tous les ophtalmologistes admettent avec de Græfe que l'excision de l'iris amène une diminution de la pression intraoculaire, les auteurs sont loin d'être d'accord sur le mécanisme qui permet d'arriver à ce résultat.

Pour Hancok, la contraction du muscle ciliaire comprime les vaisseaux choroïdes et amène une exsudation séreuse dont l'iridectomie supprime une partie du lieu d'origine.

Bowman et Mayer pensent que l'iridectomie rétablit la communication entre le vitré et l'humeur aqueuse.

De Wecker pense que l'opération enlève une quantité de filets nerveux destinés à régler la pression intra-oculaire.

Quoi qu'il en soit, amincie par le fait d'ulcères ou d'abcès, la membrane cornéenne a perdu une grande partie de sa force de résistance. Si l'on vient à son secours en affaiblissant par une excision de l'iris la pression contre laquelle elle ne peut réagir, on est en droit de s'attendre à voir la cornée dans les conditions de réparation meilleures.

D'un autre côté, ne semble-t-il pas tout naturel de faire entrer en ligne de compte, pour expliquer les bons effets de l'iridectomie dans ces cas particuliers, la détente salutaire que produit l'évacuation directe du contenu de la chambre antérieure et l'émission sanguine locale qui s'effectue à ce moment même.

Toutefois l'engouement qui suivit l'application de l'iridectomie fut de courte dueée.

Yardin, Sicard, dans la crainte de faire pénétrer dans les

parties profondes de l'œil les germes infectieux de l'hypopyon, ne tentent l'iridectomie qu'après formation de leucome, dans le but seulement de créer une pupille cystique.

C'était au fond revenir en arrière et méconnaître ou perdre de vue les idées de Græfe. Sœmish aussi, arrivant à cette époque, contribua pour une large part à l'abandon de cette opération qui fut considérée pendant un certain temps comme un traitement spécifique.

Ce n'est qu'en 1880 que Gayet (de Lyon) reprit cette opération à l'exclusion de tout autre mode de traitement.

Les résultats furent loin d'être brillants. Dans un cas seulement il obtint un bon résultat, et il abandonna le procédé jusqu'en 1884, époque à laquelle il le reprit, entourant l'œil malade de précautions antiseptiques les plus rigoureuses. Sur les sept cas graves observés à cette époque, tous traités par l'iridectomie, il obtint 4 avec une acuité supérieure à 1/10e et 2 avec acuité inférieure à 1/25e et 2/100e.

Quelques années avant Gayet, Horner (de Zurich) recommandait aussi l'iridectomie.

Les résultats, dit-il, sont quelquefois peu satisfaisants, car on est souvent obligé de pratiquer une nouvelle opération pour lutter contre ce développement d'un colobome. Ces cas exceptés, la statistique des iridectomies dans l'hypopyon est très favorable.

A l'appui, Horner cite la statistique suivante. Dans 57,4 cas pour 100 il y eut amélioration avec guérison de l'ulcère et rétablissement de la vue d'une façon satisfaisante. Dans 46,5 pour 100 les résultats restent inconnus par suite du départ des malades.

Dans 24,6 pour 100, on ne put arrêter le processus par cette opération, l'infiltration s'étendit, l'iris fut atteint et il persista un leucome épais.

Dans 7 cas (11,5 pour 100), dont 4 avec blennorrhée et dacryocystite, la thérapeutique échoua complètement ; les yeux se fendirent et s'atrophièrent.

L'iridectomie que nous venons d'étudier spécialement peut être faite dans quatre cas bien différents :

Elle peut être en effet : 1° *optique* ; 2° *antiphlogistique* ; 3° *antiglaucomateuse* ; 4° *mixte.*

1° OPTIQUE. — Elle a surtout été effectuée à une période éloignée de l'inflammation primitive, pour créer une pupille artificielle, et faciliter l'arrivée des rayons lumineux jusque sur la rétine.

Dans ce cas elle devra être étroite, pas trop périphérique et en un lieu d'élection.

Elle sera étroite, en effet, pour diminuer l'astigmatisme, et les cercles de diffusion ; *pas trop périphérique,* pour les mêmes raisons. Enfin le lieu d'élection sera en bas et en dedans pour les individus convergeant habituellement comme les bureaucrates, en bas et en dehors, pour les cultivateurs, qui ont besoin d'avoir un champ visuel plus étendu.

On ne la fera pas en haut, à cause de la paupière supérieure qui rétrécit le champ, ni en bas directement, à cause du leucome qui y existe le plus souvent.

2° ANTIPHLOGISTIQUE. — Comme de Græfe et Gayet l'ont employée. Dans ce cas l'œil est rouge après disparition de l'hypopyon, parce qu'il subsiste de l'iritis par suite d'adhérences irido-capsulaires. L'iridectomie effectuée dans ces conditions amène le plus souvent la guérison.

Elle sera *large,* et en enlevant les causes d'irritation elle devra supprimer le plus possible les adhérences préexistantes.

3° ANTIGLAUCOMATEUSE.—L'iridectomie en l'espèce est faite le plus souvent en dehors de toute période inflammatoire : elle a pour but de remédier au glaucome secondaire survenant à la suite d'ulcères à hypopyon ayant laissé des synéchies qui augmentent la tension.

Elle doit être large, très périphérique, pour dégager l'angle de filtration qui est obstrué.

4° MIXTE. — Enfin l'iridectomie peut le plus souvent être nécessitée par l'existence simultanée de leucome, d'iritis et d'excès de tension.

Les particularités opératoires, dans ce cas, devront être légèrement modifiées, et on devra faire la part de chaque état. On la fera donc de dimensions moyennes, et en un lieu d'élection, suivant la profession de l'individu. ·

C'est l'iridectomie que l'on effectuera dans le traitement des ulcères à hypopyon pendant la période inflammatoire.

Elle remplit en effet les trois grandes indications : optique, antiphlogistique et antiglaucomateuse.

Pourquoi effectuer cette opération d'*emblée* ? N'y a-t-il pas de chances plus grandes d'infection ?

Les observations des auteurs et celles recueillies dans le service de M. le professeur Truc ne nous ont jamais démontré que le traumatisme subi par l'iridectomie augmentât l'infection. Bien au contraire, l'amélioration a toujours été constatée presque immédiatement après l'opération.

Enfin, c'est aussi, au point de vue du moral du malade, le moment le plus favorable. Le malade est décidé à toute opération pour guérir ou pour recouvrer la vue. Quand son état s'est amélioré, quand il ne souffre plus, il acceptera moins volontiers l'opération, ne comprenant pas qu'après guérison il ait encore besoin d'une nouvelle intervention opératoire. Au début de son affection, il en a pris son parti ; mais, quand les souffrances ont disparu, il se croira guéri à tout jamais, et ne reviendra souvent consulter pour un glaucome secondaire que quand toutes chances de réussite seront désormais perdues.

Parmi les nombreux cas d'ulcères à hypopyon traités à la Clinique de Montpellier, il nous a paru intéressant de citer les observations suivantes qui montrent bien de quelle façon il faut comprendre le traitement de cette maladie.

Rarement, en effet, l'iridectomie a été faite avant tout autre intervention. Ce n'est qu'après avoir traité la nature de l'affection que M. le professeur Truc a tenté l'iridectomie.

Le malade, soulagé déjà par le traitement médical, lacrymal ou la paracentèse, a été de suite amélioré et guéri par l'iridectomie faite à propos, effectuée toujours pendant la période inflammatoire.

Il faut, en effet, en la matière, ne pas agir sous l'impulsion d'une idée préconçue.

Et c'est précisément là le grand défaut de la plupart des auteurs :

Avoir voulu instituer un *traitement unique,* médical ou chirurgical, pour une affection qui comporte tant de variétés.

Il faut, à notre avis, être plus éclectique : tous les traitements sont bons, à la condition de les employer à propos.

Dans les nombreux cas d'ulcères à hypopyon traités à la Clinique de Montpellier, certains ont été guéris par de simples cathétérismes ou par un traitement médical à l'atropine : il eût été bien inutile, en l'espèce, de faire d'emblée l'iridectomie, car, si cette opération amène une détente immédiate, dans les cas graves, et un soulagement subit, il n'en est pas moins évident que, ne soignant pas la cause, l'effet persistera.

Aussi insistons-nous tout particulièrement sur ce fait :

Sublatâ causâ, tollitur effectus.

Nous pourrions citer bon nombre d'observations se rapportant à des cas analogues et guéris sans iridectomie.

Nous pensons qu'il sera suffisant d'établir la statistique des ulcères à hypopyon traités sans iridectomie dans le service de M. le professeur Truc.

Nous y trouvons :

70 p. 100 d'ulcères à hypopyon survenant chez des lacrymaux avérés ou latents.

20 p. 100 d'ulcères consécutifs à des traumatismes divers produits particulièrement par des éclats de bois, des tiges de jonc ou des épines de natures diverses.

Enfin, 10 p. 100 des ulcères reconnaissent une infection différente.

En effet, ces derniers semblent avoir pris naissance chez des lacrymaux à la suite de projections dans l'œil de poussières ou de liquides irritants. Les ulcères observés ainsi se rencontrent principalement chez des plâtriers, des ouvriers occupés au soufrage des vignes.

Quant aux traitements employés, ils ont été aussi appropriés aux divers cas.

Chez tous les lacrymaux, on a procédé par le cathétérisme, et chez quelques-uns (30 p. 100) une paracentèse a été nécessaire pour hâter la guérison.

Chez tous les malades atteints d'ulcères à hypopyon consécutifs à un traumatisme, le traitement a différé notablement.

On a veillé tout d'abord à un parfait état des voies lacrymales, mais ici il fallait principalement tenir compte de l'infection. Aussi a-t-on employé la cautérisation ignée et les injections sous-conjonctivales de sublimé associées, le plus souvent, à la kératotomie transulcéreuse de Sœmish.

Enfin, dans les 10 p. 100 des ulcères à hypopyon, reconnaissant pour cause la projection dans l'œil de poudres ou liquides corrosifs, on a associé utilement le sœmish et l'injection sous-conjonctivale de sublimé.

Dans ces différents cas, les résultats ont été excellents et on n'a eu à déplorer que :

1° Une atrophie complète du segment antérieur avec leucome total de la cornée, chez un malade atteint par éclat de
pierre ;

2° Dans un autre cas, traumatisme chez un fondeur d'étain
ayant reçu une parcelle de métal en fusion, l'énucléation a
été nécessaire par suite de panophtalmie.

Quant aux ulcères traités par l'iridectomie, nous citerons
les observations suivantes relevées dans ces deux dernières
années et faisant bien ressortir l'esprit du traitement et les
grands avantages que peut donner cette opération.

OBSERVATIONS

Observation I

Ulcère à hypopyon chez une lacrymale. — Injections sous-conjonctivales.
Iridectomie. — Guérison.

Mme veuve M..., ménagère, cinquante-cinq ans, entre à l'hôpital le 22 novembre 1897, pour diminution de la vision de l'œil gauche. Vision antérieure excellente.

Il y a vingt jours, la maladie actuelle a débuté par des douleurs intenses et paraoculaires, de la photophobie et larmoiement intense.

Le 22 novembre, jour de l'entrée de la malade, on constate à droite un état lacrymal léger, à gauche un état lacrymal intense. Les conjonctives palpébrales et bulbaires sont fortement injectées. Un ulcère, en voie de cicatrisation, occupe la partie centrale de la cornée.

Enfin, dans la chambre antérieure, hypopyon de 2 milli mètres de hauteur. Iritis-pupille déformée.

$$\text{VOD} = \frac{1}{60}$$
$$\text{VOG} = Q$$

23. — Injection sous-conjonctivale de sublimé.

24.   —   —   —

25. — Injection de cyanure de mercure.

26. — Injection de sublimé. Les douleurs ont cessé, l'hypopyon a diminué.

27-28-29. — Injections sous-conjonctivales. L'hypopyon a complètement disparu.

Le 13 décembre, il existe un leucome adhérent avec iritis. On pratique une iridectomie inféro-interne.

23. — La malade sort complètement guérie avec une acuité de 1/10ᵉ.

Observation II

Ulcère à hypopyon. — Iridectomie pendant la période aiguë. — Guérison

Isidore A..., soixante-cinq ans, cultivateur, se présente le 20 mai 1895 à la Clinique, porteur d'un ulcère à hypopyon OD.

Antécédents héréditaires. — Frère atteint de panophtalmie à la suite d'un traumatisme produit par une branche d'olivier.

Antécédents personnels. — A eu, il y a cinq ans environ, une fièvre typhoïde qui dura trois mois, et à la suite de laquelle sa vue a diminué insensiblement. La maladie actuelle remonte à deux mois environ : elle a débuté sans traumatisme aucun, le malade ayant simplement un état lacrymal OD.

Actuellement, on constate que les conjonctives palpébrales et bulbaires OD sont fortement injectées, la cornée est dépolie et présente, à sa partie interne paracentrale, une ulcération. A la partie inférieure de la chambre antérieure une collection purulente d'environ un demi-millimètre de hauteur.

L'iris est décoloré. Le malade se plaint de douleurs périorbitaires.

20 mai. — Cocaïne, atropine, iodoforme, cautérisation ignée.

21. — Iridectomie en bas et en dehors.

Le pus disparaît.

22. — Le pus n'a pas reparu.

26. — Le malade sort. L'ulcère est en voie de cicatrisation. La chambre antérieure n'est pas encore entièrement reformée.

Observation III

Ulcère à hypopyon avec état lacrymal, cathétérismes, lavages. — Iridectomie.
Guérison.

Mme Justine V..., soixante-quatre ans, marchande, entre le 6 août 1896 à la Clinique.

Antécédents héréditaires. — Nuls.

Antécédents personnels. — Rhumatisme à douze ans. Larmoiement ODG depuis quinze ans.

La maladie actuelle a débuté il y a quinze jours. La malade s'est aperçue qu'elle avait une petite tache sur la cornée OD. Elle souffrait de plus de la tête, surtout la nuit. Soignée à la consultation gratuite pour son état lacrymal depuis quatre jours, elle entre dans le service interne le 6 août.

On constate OD un ulcère de la partie inféro-externe de la cornée avec hypopyon. La conjonctive est injectée. Il y a de l'iritis et de la dacryocystite.

On continue les cathétérismes. On fait les lavages, atropine, iodoforme.

10 août. — Iridectomie en bas et en dehors.

18. — La malade sort guérie, avec un leucome paracentrale de la cornée OD.

Observation IV

Ulcère à hypopyon traumatique avec état lacrymal OD. — Sœmish.
Iridectomie. — Guérison.

M. Justin B....., cinquante-sept ans, charbonnier, entre le 9 février 1897 pour troubles oculaires consécutifs à un traumatisme de l'œil droit.

Antécédents héréditaires et Antécédents personnels. — Nuls.

Le 3 février, en cassant des cailloux, le malade a reçu un éclat de pierre dans l'œil droit. Le lendemain il a constaté que sa vision était trouble ; en même temps il y avait de la photophobie, des douleurs oculaires, du larmoiement.

A son entrée, le 9, OG paraît normal ; du côté de OD, on constate une injection intense des vaisseaux de la conjonctive. La cornée, légèrement opalescente, présente un ulcère central nettement limité. La chambre antérieure renferme du pus collecté dans la partie inférieure et affectant la forme d'un croissant.

L'iris est décoloré. La pupille moyennement dilatée, immobile, déformée. La vision est purement quantitative.

11. — Kératotomie. Transulcéreuse de Sœmish.

Traitement biquotidiens : lavages chauds, atropine, iodoforme.

23. — L'hypopyon a disparu. La conjonctivite persiste.

6 mars. — Iridectomie au bras et en dehors.

6 mars. — Léger écoulement conjonctival. Un peu de sang dans la chambre antérieure.

12. — Le malade sort.

Résultat opératoire bon. Vision peu améliorée.

Observation V

Ulcère à hypopyon. — Sœmish. — Ignipuncture et iridectomie. — Guérison

Marcellin G..., trente-huit ans, cultivateur, entre à la clinique le 4 juin 1894 pour diminution de la cornée OG.

Antécédents héréditaires. — Nuls.

Antécédents personnels. — Larmoiement depuis quatre ans.

La maladie actuelle a débuté, il y cinq à sept jours, par un petit point blanc, apparu sans cause appréciable à la partie supérieure de la cornée OG. Depuis, le point infiltré a grandi et occupe actuellement presque entièrement la partie supérieure de la cornée.

État actuel.— Hémicéphalie gauche, malaise général. Douleurs intraoculaires et périoculaires assez vives. Conjonctives palpébrales et bulbaires fortement injectées. Léger chémosis.

La cornée est occupée dans sa partie supérieure par un ulcère entièrement infiltré.

A la partie inférieure de la chambre antérieure, qui est normale en profondeur, on trouve un hypopyon de 1^{mm} 1/2 environ de hauteur. L'iris est légèrement décoloré.

VOG. Voit passer la main à 0,25.

VOD normal.

4 juin. — Kératotomie de Sœmish à la partie supérieure de la cornée.

5. — Lavages fréquents. Ouverture de la plaie cornéenne. L'ulcère est touché au thermocautère.

9. — Pas d'amélioration notable. Nouveau sœmish.

20. — Le sœmish n'ayant amené qu'une amélioration passagère, on tente l'iridectomie en bas en dehors.

24. — Pupille noire à la partie inférieure.

28. — Le malade sort guéri avec VOG = 0,2.

Observation VI

Ulcère à hypopyon avec état lacrymal. — Sœmish. — Injections sous-conjonctivales. — Cathétérisme. — Iridectomie.

Gaspard V....., cinquante-trois ans, cultivateur, entre le 2 juillet 1894 à la Clinique pour ulcère de l'œil gauche.

Antécédents héréditaires.—Nuls.

Antécédents personnels. —Larmoiement ODG depuis sept ans.

La maladie actuelle a débuté, il y a environ quinze jours, spontanément sans traumatisme. L'œil est devenu subitement rouge et en trois jours l'affection a atteint son maximum.

Actuellement, on constate un abcès occupant la partie centrale et inférieure de la cornée, une collection, à la partie inférieure de la chambre intérieure, de pus épais et filamenteux.

Le malade se plaint de douleurs très fortes siégeant au niveau de l'œil et dans la région temporale gauche, douleurs continuelles avec exacerbation passagère. VOG : La vision est complètement abolie. Le malade distingue à peine la lumière de l'obscurité.

2 juillet. — Sœmish. Lavage. Injection sous-conjonctivale de sublimé.

Ce traitement est continué quotidiennement jusqu'au 12 juillet.

12. — Amélioration.

Tous les jours jusqu'au 18, injections de sublimé.

18. — L'ulcère est entièrement cicatrisé, mais il persiste encore de l'iritis occasionnant de violentes douleurs de tête. On tente alors de l'iridectomie. L'iris n'ayant pu être attiré avec les pinces, on l'arrache difficilement.

24. — Exeat. — Le malade sort guéri avec une bonne acuité.

$$VOG = 0.2$$

Observation VII

Ulcère à hypopyon traumatique chez un lacrymal. — Atropine. — Injection sous-conjonctivale. — Iridectomie. — Guérison.

Benoît F..., cinquante-huit ans, menuisier, entré à la Clinique le 25 novembre 1894, pour un éclat de charbon reçu dans l'œil gauche, il y a cinq jours, et ayant occasionné de vives douleurs et un chémosis de l'œil.

Antécédents héréditaires. — Nuls.

Antécédents personnels. — Yeux larmoyants depuis long temps. — A reçu trois fois des éclats de charbon dans OG.

Actuellement on constate :

OD normal.

OG : Conjonctives injectées. Ulcère central de la cornée, hypopyon de 2 millimètres environ de hauteur. Douleurs vives oculaires et périoculaires.

25. — Traitement médical par la cocaïne, l'atropine, les lavages abondants.— Frictions d'onguent napolitain au-dessus du sourcil. Le même traitement avec injections sous-conjonctivales de sublimé continué pendant trois jours donne une amélioration sensible.

4 décembre. — L'iritis n'a pas disparu, et, malgré les instillations d'atropine, la pupille ne se dilate qu'en un point. Le malade souffre beaucoup.

12. — Iridectomie en bas et en dehors, amenant une amélioration sensible, la disparition immédiate des douleurs.

20. — Le malade est complètement guéri.

Observation VIII

Ulcères à hypopyon traumatique chez un lacrymal. — Injection sous-conjonc - tivale. — Cautérisation ignée. — Iridectomie. — Guérison.

Jean P..., cultivateur, soixante et un ans, entre à la Clinique pour traumatisme de l'œil gauche.

Le 4 juillet 1895, le malade reçut, en pansant un cheval, un coup de queue sur l'œil gauche. Depuis ce moment, cet œil le fait beaucoup souffrir.

3

Antécédents héréditaires. — Nuls.

Antécédents personnels. — Fièvre intermittente à qua-rante ans, larmoiement ancien.

Actuellement on constate :

OD normal. — Larmoiement léger.

OG : Conjonctives fortement hyperémiées; ulcère central de la cornée, hypopyon de 2 millimètres au moins, iritis, lar-moiement.

16 juillet. — Lavages. — Atropine. — Lavage des voies la-crymales. — Cautérisation ignée et injection sous-conjonc-tivale de sublimé.

17. — L'hypopyon a disparu et ne se reproduit pas.

29. — L'iritis persistant, avec Tn. + 2, iridectomie qui amène une amélioration immédiate.

5 août. — Le malade sort guéri avec une acuité à 1/10°.

Observation IX

Ulcère à hypopyon traumatique. — Cautérisation ignée.
Sœmish. — Iridectomie.

Jean C..., cinquante-cinq ans, cantonnier, entré à la Cli-nique pour traumatisme de l'œil droit. Il y a trois jours, le malade a reçu, en coupant du bois, une bûche sur l'œil droit. A la suite de ce traumatisme l'œil est devenu rouge et très douloureux. Depuis lors l'état s'est aggravé et l'on constate actuellement :

OD : Paupière supérieure œdématiée. Conjonctives palpé-brales supérieures et inférieures fortement injectées. La con-jonctive bulbaire forme autour de la cornée un énorme ché-mosis.

La cornée présente à sa partie centrale un ulcère et on constate à la partie inférieure de la chambre intérieure un hypopyon de 1 millimètre de hauteur.

L'iris est un peu terne et la pupille légèrement déformée.

VOD : Compte les doigts à 0ᵐ35.

VOG : Normal.

9 juin. — L'ulcère est touché au rouge.

10. — L'hypopyon paraît avoir diminué de hauteur.

13. — L'amélioration n'étant pas très sensible, paracentèse.

15. — L'ulcère central de la cornée ne se cicatrisant pas, on pratique un sœmish.

17. — Lavages. — Cathétérisme. — Nouveau sœmish.

19. — Amélioration.

25. — On touche de nouveau au rouge le petit ulcère central.

30. — L'ulcère a diminué de volume.

1 juillet. — L'état reste stationnaire. On pratique un nouveau sœmish. L'ulcère est touché au rouge et on fait une injection sous-conjonctivale de sublimé.

4. — L'amélioration est manifeste. Le pus a presque entièrement disparu. — Nouvelle injection sous-conjonctivale. Cathétérisme.

6 au 18. — L'état reste stationnaire sans amélioration notable; il reste toujours un peu de pus dans la chambre antérieure, que les injections sous-conjonctivales quotidiennes ne parviennent pas à faire évacuer.

18. — Iridectomie en bas et en dehors.

24. — Le malade sort guéri avec une acuité de 0,2.

Observation X

Ulcère central de la cornée avec hypopyon à la suite d'un traumatisme.
Paracentèse. — Cautérisation gnée. — Iridectomie. — Guérison.

Charles P....., cinquante-neuf ans, entre à la Clinique le 11 avril 1895, pour ulcère à hypopyon de OD.

Antécédents héréditaires. — Nuls.

Antécédents personnels. — Bonne vue antérieure.

Le 28 mars, en cassant des pierres, il a reçu un éclat dans OD. Jusqu'au soir il a conservé sa vue et a continué à travailler sans souffrir de l'œil.

Le lendemain 29, il a souffert de la tête surtout autour de l'orbite. Des lavages à l'eau boriquée, conseillés par son médecin, n'ayant pas amélioré son état, il entre à la Clinique le 11 avril.

A cette époque, on constate un ulcère central de l'œil droit avec hypopyon, iritis.

Conjonctivite. — Larmoiement traité par l'atropine, l'iodoforme, les lavages.

12 avril. — Paracentèse de la chambre antérieure laissant écouler un pus blanchâtre concret.

13. — Les douleurs de tête ont cessé. Le malade dort la nuit. On continue les lavages et les cathétérismes.

23. — Iridectomie amenant immédiatement une amélioration notable.

1er mai. — La chambre antérieure est presque entièrement réformée, l'iritis a presque disparu, le malade compte les doigts et sort à cette date.

Observation XI

Ulcère à hypopyon, avec état lacrymal ancien. — Ignipuncture. — Injection sous-conjonctivale. — Iridectomie. — Guérison.

Mme Marguerite M..., vingt-cinq ans, entre à la Clinique, 14 avril 1896 pour ulcère à hypopyon ayant débuté il y a quinze jours.

L'œil gauche est devenu très douloureux, puis peu après une

tache est survenue sur l'œil. La malade a perdu son mari, il y a six mois et a beaucoup pleuré depuis cette époque.

Etat lacrymal ancien.

Etat actuel. — On constate vers la partie centrale de la cornée un ulcère assez considérable avec hypopyon.

16 avril. — On touche au rouge. Par suite de l'amincissement considérable de la cornée, on provoque une ouverture de la chambre antérieure. Le même jour, injection massive de sublimé.

25. — Amélioration presque immédiate après iridectomie pratiquée en bas et en dehors.

3 mai. — La malade va de mieux en mieux. L'ulcère est en voie de réparation.

10. — La malade sort guérie avec une acuité = 2/50.

Observation XII

Ulcère à hypopyon traumatique. — Double iridectomie. — Guérison

Jacques C..., cinquante-trois ans, entre à l'hôpital pour ulcère de la cornée, le 5 février 1896.

Il y a dix jours a reçu un coup de bûchette sur l'œil qui a déterminé la maladie actuelle.

Antécédents héréditaires. — Nuls.

Antécédents personnels. — Nuls.

Du 6 au 17 février. — Sœmish, lavages, iodoforme.

17. — Iridectomie.

Le 20. — On constate une amélioration notable.

4 mars. — Une nouvelle iridectomie est jugée nécessaire, la pupille artificielle ayant été comblée par des exsudats.

15 mars. — Le malade sort en bonne voie de guérison.

Observation XIII

Ulcère à hypopyon traumatique chez un lacrymal. — Iridectomie. — Guérison

Joseph R..., entre le 30 janvier à l'hôpital, pour un ulcère à hypopyon consécutif à un traumatisme.

Le malade reçut le 14 janvier un éclat de pierre sur l'œil gauche en piochant.

Il continua à travailler, mais fut obligé par la suite de suspendre son travail par suite des douleurs occasionnées par le choc.

Les yeux pleurent habituellement et les paupières sont agglutinées le matin.

Du 1ᵉʳ février au 20. — Lavages, cathétérismes. — Injec-tions sous-conjonctivales.

20 février. — Iridectomie en bas et en dehors.

25. — Le malade sort guéri.

Observation XIV

Ulcère à hypopyon consécutif à un traumatisme chez un lacrymal.
Iridectomie. — Atrophie du segment antérieur.

Léonard M..., soixante-treize ans, maçon, en taillant la pierre, reçut un éclat dans l'œil il y a huit jours.

Antécédents héréditaires. — Nuls.

Antécédents personnels. — État lacrymal ancien. Pendant quatre jours, cathétérisme, atropine, teinture d'iode.

Le quatrième jour, iridectomie.

Pendant la nuit, le malade enlève son pansement.

Le même fait se renouvelle les jours suivants, de sorte que le 10 janvier l'état est stationnaire, l'ulcère atone, il y a en plus du pannus.

15. — Œil dur, état glaucomateux.

26. — Exéat. Le segment antérieur est en voie d'atrophie.

Observation XV

Ulcère à hypopyon traumatique avec état lacrymal.— Iridectomie.— Guérison

Fortuné L.,., trente-six ans, cultivateur, entré à l'hôpital le 9 janvier 1896 pour ulcère central de la cornée avec hypopyon consécutif à un traumatisme datant de trois semaines. A cette époque, le malade reçut, en cassant des cailloux, un éclat sur l'œil, mais le choc fut si peu violent qu'il n'y prêta aucune attention sur le moment.

Depuis, vue trouble, dacryocystite, photophobie.

10 au 24 janvier. — Lavages. Cathétérismes. Atropine.

24. — Iridectomie en bas et en dehors.

30. — Le malade sort guéri avec une acuité = 0,1.

Observation XVI

Ulcère à hypopyon chez un lacrymal. — Iridectomie. — Guérison

Joseph R..., soixante-huit ans, cultivateur, entre à l'hôpital le 5 novembre 1895 pour ulcère à la cornée avec hypopyon. Le malade déclare n'avoir reçu aucun traumatisme. Ses yeux « coulent » depuis deux ans.

Conjonctivite intense. Iritis.

19. — Iridectomie en bas et en dedans.

25. — Paracentèse et lavages.

30. — Le malade sort guéri avec une assez bonne vision.

Observation XVII

Ulcère à hypopyon chez un lacrymal. — Traitement lacrymal. — Iridectomie.
Guérison.

Baptiste C..., soixante-trois ans, cultivateur, entre à la Clinique le 11 août 1895 pour ulcère à hypopyon datant de trois semaines.

Le malade raconte qu'à cette époque il a sué beaucoup, que la sueur lui est entrée dans l'œil et a produit l'inflammation et la maladie consécutive. (?)

Le malade est un lacrymal : il a du larmoiement depuis vingt-cinq ans.

Le traitement, pendant dix jours, consiste en lavages des voies lacrymales, cathétérismes et paracentèse.

Trente jours après son entrée à l'hôpital, le pus ne se résorbant pas et l'iritis persistant, on fait l'iridectomie.

Dix jours après, le malade sort guéri avec une vision assez bonne.

Observation XVIII

Ulcère à hypopyon d'origine traumatique. — Injection sous-conjonctivale.
Iridectomie. — Guérison.

Baptiste P..., cinquante et un ans, marchand de bestiaux, entre le 22 avril à l'hôpital pour ulcère à hypopyon de OG, consécutif à un traumatisme.

Le 28 mars, une branche de jujubier chargée d'épines vint frapper l'œil, et, huit jours après, la vue de l'œil traumatisé baissa presque subitement.

Antécédents héréditaires. — Nuls.

Antécédents personnels. — Nuls.

État actuel. — Ulcère de la cornée. Hypopyon de 1^{mm} de hauteur.

Du 23 au 29 avril. — Injections sous-conjonctivales de su·blimé, paracentèse, cathétérisme.

1er mai — Iridectomie en bas et en dedans.

10. — Le malade sort guéri.

Observation XIX
Ulcère à hypopyon. — Iridectomie. — Guérison

Bélisaire B..., cinquante-cinq ans, maçon, entre le 26 février 1896 à la Clinique pour un ulcère à hypopyon datant de huit jours environ. Le 21 février, le malade raconte qu'il ressentit pendant la nuit une douleur pongitive sur l'arcade sourcilière.

Pas de larmoiement.

Pas de douleurs céphaliques ni périorbitaires.

Antécédents héréditaires. — Nuls.

Antécédents personnels. — Nuls.

Le globe oculaire est un peu dur, l'ulcère de moyenne étendue, la pupille peu mobile : un demi-millimètre de pus dans la chambre antérieure.

Traité par la duboisine jusqu'au 4 mars.

4 mars. — Paracentèse.

9. — Iridectomie en bas et en dehors provoquant une assez forte hémorragie.

16. — Le malade sort amélioré.

Observation XX
Ulcère à hypopyon traumatique. — Paracentèse. — Iridectomie. — Guérison

François P..., soixante ans, cultivateur, entre à l'hôpital le 25 octobre 1895 pour ulcère à hypopyon d'origine traumatique.

Le 8 octobre, le malade reçut sur OG un éclat de bois qui détermina la maladie actuelle.

Antécédents héréditaires. — Nuls.

Antécédents personnels. — Il y a dix ans, ulcère de la cornée guéri avec vaste leucome.

25 au 30. — Injections sous-conjonctivales de sublimé.

1er novembre. — Iridectomie antiphlogistique en dedans et en haut.

15. — Sortie du malade : l'ulcère est comblé, la vision bonne.

Observation XXI

Ulcère à hypopyon avec état lacrymal. — Cathétérisme. — Iridectomie. Guérison.

Martin M..., soixante-treize ans, cultivateur, entre le 23 janvier à la Clinique pour ulcère à hypopyon.

Le malade souffre des yeux depuis deux ans. Le larmoiement est plus ancien et remonte à une dizaine d'années.

24 janvier au 8 février. — Sœmish, injections sous-conjonctivales. Cathétérisme.

8 février. — Iridectomie en bas et en dedans.

20. — Le malade sort très amélioré.

Observation XXII

Ulcère à hypopyon chez une lacrymale. — Cathétérisme. — Iridectomie. Guérison.

Marie C..., quarante-neuf ans, entre à la Clinique le 12 avril pour un ulcère à hypopyon qui s'est développé sans cause apparente.

Antécédents héréditaires. — Nuls.

Antécédents personnels. — Larmoiement habituel, a eu mal aux yeux dans sa jeunesse, probablement de petits ulcères de la cornée qui ont guéri en laissant de légers leucomes.

Du 12 au 20 avril. — Cathétérisme et atropine.

20. — Iridectomie en bas et en dehors.

21. — Amélioration notable.

25. — Le pus ne se reforme pas.

2 mai. — La malade sort avec une vision assez bonne.

Observation XXIII

Ulcère à hypopyon d'origine traumatique. — Cautérisation ignée. — Iridectomie. — Guérison.

Marie M..., cinquante-quatre ans, entre le 25 mai à la Clinique pour ulcère à hypopyon consécutif à un traumatisme.

Le 2 mai, la malade a reçu un coup de sarment sur l'œil droit.

Depuis ce jour la vue a baissé, et actuellement la malade accuse des douleurs périorbitaires intenses et de la photophobie.

26 au 30 mai. — Cautérisation ignée. Lavages. Atropine.

30. — Iridectomie en bas et en dehors. Amélioration notable.

2 juin. — La malade ne souffre plus.

10. — Exéat. Ulcère en voie de guérison.

La malade n'a pas été revue depuis sa sortie.

Observation XXIV

Ulcère à hypopyon avec l'état lacrymal d'origine traumatique. — Sœmish. Iridectomie. — Guérison.

Jules R..., soixante-neuf ans, cultivateur, entre à l'hôpital pour ulcère de la cornée.

Il y a dix-huit jours, le malade reçut un coup sur le sourcil gauche.

Pendant trois jours, il ne ressentit qu'une douleur sourde; mais, depuis cette époque, il est survenu de la photophobie. Des douleurs intraoculaires et périorbitaires.

Antécédents héréditaires. — Nuls.

Antécédents personnels. — Dacryocystite ancienne.

Traitement. — Pendant six jours sœmish. Atropine. Lavages.

Le septième jour, iridectomie en bas et en dehors.

Le malade sort quinze jours plus tard avec vision faible.

Observation XXV

Ulcère à hypopyon. — Etat lacrymal. — Cathétérismes. — Lavages. Iridectomie. — Amélioration.

Henri M..., soixante-quinze ans, tailleur de pierres entre le 12 juillet pour ulcère de la cornée.

Le 2 juillet, en cassant des cailloux, il reçut un éclat de verre sur l'œil.

Douleur vive sur le moment; mais, le lendemain, il put continuer son travail sans douleur. Trois jours après, l'œil devint rouge, douloureux.

Actuellement, on constate un ulcère central de la cornée et un hypopyon de 1^{mm} environ de hauteur.

13 juillet. — Lavages. Cathétérisme. Atropine.

20. — Iridectomie.

21. — Plus de douleurs.

30. — Exéat. Vision trouble. Compte à peine les doigts à 30 centimètres.

Observation XXVI

Ulcère à hypopyon d'origine lacrymale. — Sœmish. — Iridectomie.
Guérison.

Marius G..., soixante ans, entre à la Clinique pour ulcère à hypopyon le 5 mars.

La maladie actuelle remonte au 20 février sans cause apparente.

Antécédents héréditaires. — Nuls.

Antécédents personnels. — Les yeux pleurent depuis plus de vingt ans. A eu plusieurs conjonctivites catarrhales qui ont guéri sans traitement.

Le malade éprouve de grandes douleurs de tête, photophobie, vision nulle de l'œil malade.

6 mars au 15. — Atropine. Sœmish. Grands lavages et cathétérisme quotidien.

16. — Iridectomie en bas et en dehors.

17. — Amélioration notable.

30. — Le malade sort. Compte les doigts à 35 centimètres.

Observation XXVII

Ulcère à hypopyon d'origine traumatique avec état lacrymal. — Cautérisation.
Iridectomie. — Guérison.

Marcel R..., cinquante-neuf ans, entre le 13 mars pour ulcère à hypopyon consécutif à un traumatisme.

Le 2 mars, le malade en travaillant reçut une certaine quantité de terre dans l'œil droit.

Depuis cette époque, il s'est produit un ulcère siégeant au centre de la cornée. Hypopyon de 1^{mm} environ de hauteur. Vision nulle de OD.

Antécédents héréditaires.— Le père était atteint de cataracte.

Antécédents personnels. — Larmoiement habituel.

14. — Atropine. Cautérisation de l'ulcère cornéen avec le crochet à strabisme.

25. — Iridectomie en haut et en dehors.

4 avril. — Le malade sort en bonne voie de guérison.

Observation XXVIII

Ulcère à hypopyon traumatique. — Atropine. — Paracentèse. — Iridectomie.
Guérison.

Jean-Louis M..., quarante-sept ans, entré le 7 octobre à la Clinique pour ulcère à hypopyon de OD consécutif à un traumatisme.

Il y a huit jours, le malade reçut en fendant du bois un éclat sur l'œil qui provoqua une vive douleur.

Depuis cette époque, la maladie a évolué et on constate actuellement un ulcère paracentral de la cornée avec hypopyon de 1^{mm} 1/2 de hauteur.

La vision de OD est complètement nulle.

8 octobre au 20. — Atropine. Lavages. Paracentèse.

20. — Iridectomie.

21. — Le pus ne s'est pas refermé. Le malade a peu souffert.

4 novembre.— Le malade sort en bonne voie de guérison. VOD = Q.

Observation XXIX

Ulcère à hypopyon. — Etat lacrymal ancien. — Sœmish. — Iridectomie.
Amélioration.

Emile G..., trente-neuf ans, plâtrier, entre à la Clinique le 5 décembre, pour ulcère à hypopyon.

Le malade a reçu, il y a une huitaine de jours, du plâtre dans l'œil gauche.

Quoique ayant suivi pendant quelques jours un traitement par l'eau boriquée, l'œil s'est enflammé et est devenu douloureux.

Actuellement : Ulcère de la cornée avec hypopyon de 1/2 millimètre de hauteur.

Antécédents héréditaires. — Nuls.

Antécédents personnels. — Etat lacrymal ancien.

Du 6 au 20 décembre. Lavages. Cathétérisme. Sœmish.

21 décembre. Iridectomie en bas et en dehors.

8 janvier. Exéat. Le malade sort très amélioré. VOG = 3/50.

Observation XXX

Ulcère à hypopyon d'origine traumatique. — Etat lacrymal. — Sœmish.
Iridectomie. — Panophtalmie. — Evidement.

Jacques C..., cultivateur, soixante-cinq ans, entre à la Clinique pour ulcère à hypopyon d'origine traumatique.

Le malade a reçu, il y a quinze jours, un éclat de bois sur l'œil droit. La douleur fut très vive, et depuis cette époque il a souffert par intermittences. Actuellement, douleurs périorbitaires et intraoculaires intolérables.

Antécédents héréditaires. — Nuls.

Antécédents personnels. — État lacrymal ancien.

Traitement. — Pendant cinq jours, sœmish, lavages des voies lacrymales.

Le sixième jour, iridectomie en bas et en dehors.

Septième jour. — Le malade n'a pas souffert.

Dixième jour. — Le malade s'est donné un coup, dans la nuit, sur l'œil. — Le pus s'est reformé.

Onzième jour. Sœmish. — Lavages. Injections sous-conjonctivales de sublimé.

Douzième jour. — Panophtalmie que l'on ne peut enrayer. Evidement.

Observation XXXI

Ulcère central de la cornée consécutif à un traumatisme. — Sœmish. Iridectomie.

Joseph B..., marin, quarante-deux ans, entre à la Clinique le 17 juillet 1894, pour un ulcère de la cornée à hypopyon, consécutif à un traumatisme (coup de poing), reçu il y a vingt-et un jours.

Depuis cette époque, il souffre beaucoup.

Douleurs périoculaires. — Insomnie. — Photophobie.

18 juillet. — Lavages. — Sœmish.

19 — Id. id. Injections sous-conjonctivales.

8 août. — Iridectomie.

11 — Le malade va bien; toute inflammation a disparu.

14 — Le malade part de la Clinique et n'a pas été revu.

Ces cas, pris dans le nombre des observations relevées à la Clinique de Montpellier, nous paraissent suffisamment indiquer la conduite à tenir en présence d'ulcères à hypopyon graves.

Une statistique donnera, d'ailleurs, une idée plus précise des cas dans lesquels l'iridectomie a été effectuée. Ils se répartissent ainsi :

60 pour 100 d'ulcères à hypopyon consécutifs à des traumatismes graves, accompagnés *le plus souvent d'état lacrymal* ;

30 pour 100 d'ulcères à hypopyon chez des malades atteints
depuis plusieurs années.

10 p. 100 d'ulcères survenant sans cause appréciable ou
apparente.

Dans 10 p. 100 seulement des cas observés, l'iridectomie a
été faite avant tout autre traitement, étant donné la gravité
toute particulière de l'affection.

Dans les autres cas, elle a toujours été effectuée pendant la
période inflammatoire, concurremment à un traitement médical ou chirurgical et a toujours donné, dans ces conditions,
des résultats que ne permettait pas d'espérer le traitement
exclusif primitivement adopté par les auteurs.

Enfin, on n'a eu à déplorer que 10 p. 100 d'insuccès dus à
la panophtalmie ou à l'atrophie du segment antérieur, chiffre
assez faible étant donné la gravité des cas dans lesquels ces
faits se sont produits.

Nous sommes arrivé au terme de notre travail et nous pensons avoir bien fait ressortir les indications et la conduite à
tenir dans le traitement médical et chirurgical des ulcères à
hypopyon.

Nous allons résumer ces divers points dans nos conclusions.

CONCLUSIONS

L'iridectomie, dans le traitement des ulcères à hypopyon, est souvent nécessaire.

L'iridectomie immédiate paraît utile toutes les fois qu'elle est ou sera indiquée au point de vue optique, antiphlogistique ou glaucomateux :

1° Au point de vue optique, quand il doit exister un leucome central ou paracentral épais ;

2° Au point de vue antiphlogistique, quand l'iritis est intense et provoque des adhérences irido-capsulaires persistantes ;

3° Au point de vue antiglaucomateux, quand les synéchies postérieures et surtout antérieures, avec leucomes adhérents, augmentent fâcheusement la tension intraoculaire.

Le plus souvent, l'iridectomie est mixte, à la fois optique, antiphlogistique et antiglaucomateuse.

L'iridectomie immédiate est principalement indiquée chez l'adulte et le vieillard.

On doit l'éviter, ou tout au moins la réserver, chez l'enfant et les adolescents chez lesquels la réparation kératique est parfois intégrale et où les adhérences sont assez bien tolérées.

Le siège, l'étendue de l'iridectomie doivent être en rapport avec le but optique, antiphlogistique et antiglaucomateux de l'opération.

L'iridectomie immédiate peut être faite d'emblée, mais dans

les cas à indications incertaines, elle ne doit être appliquée qu'en raison de l'insuffisance des autres moyens chirurgicaux préalables (paracentèse, kératotomie transulcéreuse).

Les résultats éloignés sont généralement avantageux et permettent la conservation de l'œil, sans modifier son aspect extérieur et en lui laissant une acuité suffisante.

INDEX BIBLIOGRAPHIQUE

ABDEL-KADER. — Traitement de la kératite à hypopyon. Paris, 1888.

ARLES. — Quelques observations d'iridectomie. Montpellier, 1868.

ARLT (De). — Arch. für Ophtalm., Bd XVI.

ASSALINI. — Recerche sulle pupilla artificiali. Milan, 1811.

BERNAUER. — De l'hypopyon et de son traitement. Paris, 1878.

BROSSARD. — Lyon médical, 1879.

BOKAWA. — Zur lehre von der hypopyon Keratitis. Zurich, 1874.

CONHEIM. — Bericht d. Heidelberg Opht. Gesell., 1879.

CLAIRBONE. — New-York medical Journal, mai 1891.

DONEGANA. — Della pupilla artificiali, 1809.

DORET. — Thèse de Paris, 1889.

DUBRUEIL. — De l'iridectomie, 1866.

FERRAND. — Affections oculaires produites par les altérations des voies lacrymales. Paris, 1873.

GRUENINY. — Archiv. für Opht., 1885, XIV.

GAYET. — Abcès superficiels de la cornée (Lyon médical, t. XXX, 1879).

— Congrès opht. de Milan, 1879.

GRÆFE (De). — Archiv. für Opht., Bd II (Annales d'oculistique, 2° série, 1857).

KNAPP. — Trans. of the American opht. Soc., 1885.

MACKENSIE. — Traité des maladies de l'œil, 1854.

MARTINACHE. — Pacific medic. Journal, 1873.

MARTIN. — Congrès de Londres, 1881.

PANAS. — Traité des maladies des yeux.

PARISOTTI. — Ipopio. Roma, 1891.

PASSERAT. — Thèse de Paris, 1891.

SICHEL. — Indications de l'iridectomie. Sa valeur thérapeutique. Paris, 1866.

STROHMEYER.—Ueber die Ursachen der Hypopyon (Archiv. für Opht., Bd XXII).

TRUC et VALUDE. — Nouveaux éléments d'ophtalmologie, t. I et II, 1896.

VAGNAT. — Kératite suppurative. Paris, 1879.

VALUDE. — Ulcères à hypopyon chez les enfants. Paris, 1879.

WECKER (De) et LANDOLT. — Traité complet d'ophtalmologie, 1889.

YARDIN. — De l'iridectomie (Th. de Paris, 1866).

Vu et permis d'imprimer :

Montpellier, le 29 janvier 1898.

Le Vice-Président du Conseil de l'Université, chargé de l'intérim rectoral,

VIGIÉ.

Vu et approuvé :

Montpellier, le 28 janvier 1898.

Le Doyen,

L. VIALLETON.

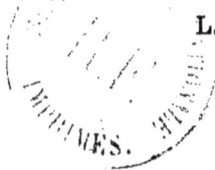

SERMENT

En présence des Maîtres de cette Ecole, de mes chers condisciples et devant l'effigie d'Hippocrate, je promets et je jure, au nom de l'Être suprême, d'être fidèle aux lois de l'honneur et de la probité dans l'exercice de la médecine. Je donnerai mes soins gratuits à l'indigent, et n'exigerai jamais un salaire au-dessus de mon travail. Admis dans intérieur des maisons, mes yeux ne verront pas ce qui s'y passe, ma langue taira les secrets qui me seront confiés, et mon état ne servira pas à corrompre les mœurs ni à favoriser le crime. Respectueux et reconnaissant envers mes Maîtres, je rendrai à leurs enfants l'instruction que j'ai reçue de leurs pères.

Que les hommes m'accordent leur estime, si je suis fidèle à mes promesses! Que je sois couvert d'opprobre et méprisé de mes confrères, si j'y manque!

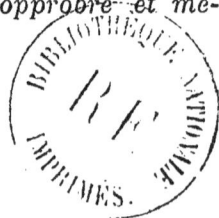
